Dr Charles _____

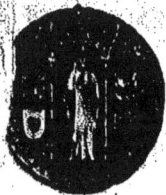

Des

Récidives

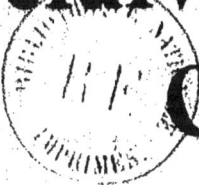

Ganglionnaires

Adhérentes de la région sous-maxillaire

Leur traitement par la résection du maxillaire inférieur

Prothèse post-opératoire

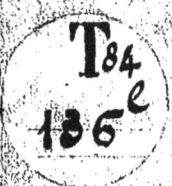

MONTPELLIER

G. FIRMIN, MONTANE ET SICARDI

DES

RÉCIDIVES GANGLIONNAIRES

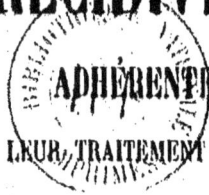

ADHÉRENTES DE LA RÉGION SOUS-MAXILLAIRE

LEUR TRAITEMENT PAR LA RÉSECTION DU MAXILLAIRE INFÉRIEUR

PROTHÈSE POST-OPÉRATOIRE

PAR

Charles SUZANNE

DOCTEUR EN MÉDECINE

MONTPELLIER

IMPRIMERIE Gustave FIRMIN, MONTANE et SICARDI

Rue Ferdinand-Fabre et quai du Verdanson

—

1906

A LA MÉMOIRE DE MON PÈRE

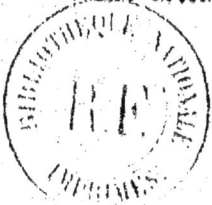

A MA MÈRE

CH. SUZANNE.

A MES PARENTS

A MES AMIS

CH. SUZANNE

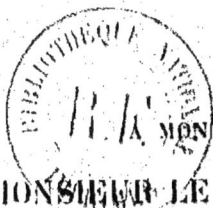

À MON PRÉSIDENT DE THÈSE

MONSIEUR LE PROFESSEUR E. FORGUE

PROFESSEUR DE CLINIQUE CHIRURGICALE A LA FACULTÉ DE MONTPELLIER

CHEVALIER DE LA LÉGION D'HONNEUR

CH. SUZANNE.

INTRODUCTION

Pendant le stage que nous avons fait tout récemment à la clinique de M. le professeur Forgue, nous avons eu l'occasion d'assister à une opération, portant sur la résection du maxillaire inférieur, dans un cas de récidive ganglionnaire sous-maxillaire adhérente, consécutive à l'ablation d'un carcinome de la lèvre inférieure. Ce cas nous ayant particulièrement intéressé, nous avons, sur les conseils de notre maître, choisi comme sujet de thèse : « *Les Récidives ganglionnaires sous-maxillaires adhérentes et de nature maligne ; leur traitement par la résection du maxillaire inférieur.* »

Voici le plan que nous suivrons dans la conduite de notre travail :

I. — Dans un premier chapitre, quelques considérations anatomiques sur la système lymphatique et ganglionnaire de la région sous-maxillaire, nous feront connaître les régions faciale et cervicale dont les altérations malignes peuvent le plus souvent s'accompagner de complications ganglionnaires sous-maxillaires et qui sont de ce fait justiciables du traitement opératoire préconisé par M. le professeur Forgue.

II. — Dans un deuxième chapitre, nous étudierons en détail,

d'abord la question des infections ganglionnaires sous-maxillaires, et plus particulièrement de leurs récidives. La deuxième partie de ce chapitre sera consacrée au traitement qui leur convient. Nous envisagerons les cas où ces récidives doivent être respectées, ceux où elles sont justiciables d'une intervention chirurgicale. D'autre part, nous nous attacherons à démontrer par leur étude clinique, que ces récidives ne peuvent pas être traitées d'une façon palliative, mais imposent, par leurs symptômes particuliers et par leurs troubles du voisinage, un traitement radical.

III. — Dans un troisième chapitre, nous exposerons l'histoire clinique du cas qui fait l'objet de notre thèse, ainsi que la description détaillée de la technique opératoire.

IV. — Les indications de la prothèse post-opératoire compléteront notre modeste travail.

Mais avant d'entrer dans l'étude de la question, qu'il nous soit permis tout d'abord d'adresser l'hommage de notre profonde gratitude à tous les maîtres de la Faculté de médecine de Montpellier qui nous ont honoré de leur bienveillante attention au cours de nos études, et dont nous avons mis si souvent à contribution le savoir et la longue expérience.

A M. le professeur Forgue, en particulier, iront tous nos remerciements les plus sincères pour le grand honneur qu'il nous a fait en acceptant la présidence de notre thèse. Nous garderons le plus profond souvenir de la bienveillance qu'il nous a témoignée et de l'enseignement précieux dont il nous a fait si largement profiter.

Que M. le professeur agrégé Vallas, de la faculté de médecine de Lyon, qui a bien voulu nous guider de ses conseils autorisés, reçoive l'expression de notre vive reconnaissance, ainsi que notre ami Joseph Pla, médecin-major au 2ᵉ génie.

Nous ne saurions oublier enfin nos excellents amis, les docteurs de Raymond, Cantier, Caucanas, Pallarès et Roca, avec qui nous avons vécu les meilleures années de notre jeunesse ; leur souvenir restera éternellement gravé au fond de notre cœur.

DES
RÉCIDIVES GANGLIONNAIRES
ADHÉRENTES DE LA RÉGION SOUS-MAXILLAIRE
LEUR TRAITEMENT PAR LA RÉSECTION DU MAXILLAIRE INFÉRIEUR
PROTHÈSE POST-OPÉRATOIRE

CHAPITRE PREMIER

QUELQUES CONSIDÉRATIONS ANATOMIQUES SUR LES VAISSEAUX LYMPHATIQUES DE LA FACE ET DE LA PORTION FACIO-CERVICALE DES VOIES DIGESTIVES ET RESPIRATOIRES.

Notre étude résumée sur le système lymphatique, n'ayant pour but que de faire ressortir le mode de propagation aux ganglions de la région sous-maxillaire, des tumeurs malignes produisant l'altération de ces ganglions, nous n'envisagerons que les lymphatiques des lèvres, ceux de la langue et du pharynx.

Les vaisseaux lymphatiques des lèvres (nous n'étudions ici que ceux de la lèvre inférieure), comprennent les *vaisseaux sous-cutanés*, qui sont au nombre de deux à quatre de chaque côté; les troncs issus de la partie moyenne de la lèvre vont

aboutir aux ganglions sous-mentaux; ceux nés au voisinage de
la commissure, gagnent le plus antérieur des ganglions sous-
maxillaires. Les *vaisseaux sous-muqueux*, au nombre de deux
ou trois pour chaque moitié de la lèvre, se portent en bas et en
dehors, vont s'accoler à l'artère faciale et se jettent dans les
ganglions sous-maxillaires.

En résumé, les ganglions sous-maxillaires et sous-mentaux
représentent le premier relai ganglionnaire des lymphatiques
de la lèvre inférieure, exceptionnellement, sont pris sans inter-
médiaire, les ganglions cervicaux profonds.

Le système lymphatique de la langue est très important au
point de vue de la généralisation des tumeurs de cet organe aux
ganglions de la région sous-maxillaire et de la région cervicale.

Nous n'étudierons pas ici en détail les lymphatiques super-
ficiels et les lymphatiques profonds de cet organe. De l'étude
qui en est faite dans le Traité d'anatomie de Poirier et Charpy
d'une part, d'autre part de celle publiée par Poirier dans la *Gazette hebdomadaire* de mai 1902, il résulte que les lymphatiques de la langue se terminent dans les ganglions sus-hyoï-
diens médians, dans les ganglions sous-maxillaires et dans
ceux de la chaîne jugulaire interne. Pour ce qui concerne les
ganglions sous-maxillaires, il faut retenir que, seul, le plus
antérieur d'entre eux a des lymphatiques linguaux comme af-
fluents directs; les trois ou quatre troncs qui aboutissent à ce
ganglion ont un territoire restreint aux bords latéraux et à la
partie marginale de la face dorsale de la langue.

Les lymphatiques des paupières et de la conjonctive ne ren-
trent que pour une part minime comme voie de conduction
des tumeurs malignes de cette région, à la région sous-maxillaire. Les uns, au nombre de deux ou trois, se portent en dedans et se jettent dans un tronc médian ou para-médian né au

niveau de l'espace inter-sourcilier et qui va aboutir aux ganglions sous-maxillaires, tandis que les autres se portent obliquement en bas et en arrière, pour se jeter dans les ganglions parotidiens.

Parmi les lymphatiques du nez, qui peuvent être divisés en trois groupes, un seul groupe nous intéresse; c'est celui comprenant six à dix troncs, nés de toute l'étendue du réseau cutané, cheminant le long des vaisseaux faciaux et venant se terminer dans les ganglions sous-maxillaires.

Au sujet des *lymphatiques du pharynx*, nous négligerons la description de leurs réseaux d'origine, et nous n'envisagerons que les trois troncs collecteurs supérieurs, moyens, inférieurs.

Les collecteurs supérieurs qui naissent dans la voûte du pharynx, des parois latérales du pharynx nasal, et de la moitié supérieure de la paroi postérieure, après avoir traversé la paroi pharyngée cheminent en se portant en dehors dans l'aponévrose péripharyngée et se terminent dans les ganglions rétropharyngés. Mais certains collecteurs présentent une disposition différente; quelques-uns d'entre eux en effet, au lieu de passer par le rétro-pharynx, gagnent directement les ganglions supérieurs et moyens de la chaîne jugulaire interne. On comprend d'après ces dispositions comment par infection de voisinage les ganglions voisins sous-maxillaires peuvent être intéressés.

Les collecteurs moyens naissent de la région amygdalienne et de la muqueuse des parties adjacentes. Ils se terminent dans les ganglions placés sur la jugulaire interne, immédiatement au-dessous du ventre postérieur du digastrique.

Quant aux collecteurs inférieurs, ils se jettent dans quatre ou cinq ganglions de la chaîne jugulaire interne, étagés sur ce vaisseau, ou bien immédiatement en arrière de lui, depuis le ventre postérieur du digastrique jusqu'à la partie moyenne du corps thyroïde.

En résumé, les lymphatiques du pharynx aboutissent en grande partie aux ganglions de la chaîne jugulaire interne, si voisine de la région sous-maxillaire. Nous ne citerons que pour mémoire, comme pouvant retentir, très accessoirement d'ailleurs, sur les ganglions sous-maxillaires, les lymphatiques des fosses nasales qui aboutissent particulièrement aux ganglions rétro-pharyngiens et aux ganglions supérieurs de la chaîne jugulaire interne.

Nous avons cru utile de donner ces quelques détails anatomiques, pour faire voir combien sont nombreuses les parties des régions faciale et cervico-faciale inférieure qui atteintes par une tumeur maligne, peuvent s'accompagner d'une infection ganglionnaire de la région sous-maxillaire.

CHAPITRE II

CONSIDÉRATIONS CLINIQUES SUR LES ADENO-
PATHIES SOUS-MAXILLAIRES MALIGNES ET
SUR LEURS RECIDIVES POST-OPERATOIRES.

Nous n'insisterons pas sur les cas d'adénites sous-maxillaires consécutives aux tumeurs malignes, limitées au maxillaire
inférieur (épithélioma ou sarcome de cet os). Dans ces cas, il
ne s'agit plus d'extirper la tumeur, mais bien évidemment de
faire une résection totale de l'os qui la porte. Cette opération
sera, suivant l'étendue des lésions, soit une résection totale
de cet os, soit, dans les cas plus graves, la désarticulation
d'une des branches montantes du maxillaire inférieur.

Nous étudierons au contraire en détail :

1° Les tumeurs des lèvres et en particulier de la lèvre inférieure.

2° Les tumeurs de la langue et du plancher buccal.

3° Les tumeurs de l'amygdale et de la paroi latérale du pharynx.

Nous démontrerons combien ces différentes lésions malignes donnent lieu souvent à l'infection ganglionnaire sous-
maxillaire et combien sont fréquentes les récidives de cette

infection, même après un traitement opératoire que l'on a pu croire radical.

A. *Tumeurs des lèvres.* — Nous laisserons de côté la *forme épithéliale décrite* par Bouisson qui, superficielle, reste souvent stationnaire, ne se diffuse pas, n'aboutit pas nécessairement à l'ulcération, et ne produit pas la propagation du mal, par les lymphatiques. — Nous négligerons la seconde forme, constituée par *l'épithélioma corné*, qui offre une bénignité relative, et dont les manifestations ganglionnaires sont rares. — Mais la troisième forme, dont les irradiations extérieures sont presque la règle, nous occupera plus particulièrement. En effet, dans cette variété, le mal débute tantôt par une excroissance verruqueuse, tantôt par une fissure à bords indurés ; cette fissure se creuse de plus en plus, son induration s'étend progressivement et rapidement l'ulcération se produit. Cette ulcération tantôt affecte la forme RONGEANTE, produisant la destruction des tissus, tantôt au contraire affecte la forme VÉGÉTANTE, par la production de bourgeons exubérants donnant lieu souvent à d'assez abondantes hémorragies.

C'est au moment de cette période ulcéreuse que le mal gagne les tissus voisins, et qu'il les atteint à la fois dans leur étendue et dans leur profondeur. Nous relatons à cette place le travail intéressant d'Heurtaux sur l'épithélioma et sur sa généralisation de proche en proche. Dans ce travail, il décrit le mal pénétrant par l'orifice inférieur du canal dentaire, et s'infiltrant par cette voie dans le maxillaire inférieur. Les tissus voisins ne sont pas seuls intéressés, car les lymphatiques constituent la principale voie de propagation du mal.

Nous citerons encore à ce sujet les études faites sur l'infection ganglionnaire, consécutive au cancer des lèvres, par Heurtaux, qui, sur 12 cas d'épithélioma de la lèvre inférieure, a noté 6 cas d'envahissement ganglionnaire ; celles du professeur

Lortet, qui, sur 181 cas opérés à l'Hôtel-Dieu de Lyon par Desgranges, a observé 97 cas de cette même infection.

Dans la très grande majorité des cas, les groupes sous-maxillaires latéraux, et le groupe génio-hyoïdien, sont pris de préférence ; M. le professeur Forgue, dans son Traité de thérapeutique chirurgicale, insiste sur ce point, et fait même remarquer que si ces groupes ganglionnaires « ont des apparences honnêtes et saines, ils peuvent être histologiquement malades ».

Ce n'est que plus tard, qu'en dehors des deux groupes ci-dessus signalés, le mal peut s'étendre secondairement à la chaîne des ganglions carotidiens. Nous devons, pour arriver à justifier dans le cours de ce travail le traitement préconisé, c'est-à-dire la résection du maxillaire inférieur, donner quelques détails sur la marche envahissante des inflammations ganglionnaires de la région.

Au début, ces ganglions sont simplement augmentés de volume, ils sont durs, mais encore mobiles les uns sur les autres, et mobiles sur les parties profondes. Puis, ces ganglions s'unissent et se soudent entre eux, en raison de l'inflammation du tissu cellulaire voisin. Dans la même phase se produisent des adhérences intimes avec la peau, avec les tissus ambiants, et même *avec le maxillaire inférieur.* Dans ce dernier cas, ces adhérences peuvent, comme M. le professeur Forgue nous l'a fait voir dans sa clinique, être si intimes que les ganglions et le tissu osseux font corps ensemble. Ce n'est que dans la dernière période que se produisent la fluctuation, le ramollissement et l'ulcération des masses ganglionnaires ; ces lésions donnent lieu à la production de trajets fistuleux, et intéressant bientôt l'état général, produisent la formation de tumeurs secondaires dans les viscères et aboutissent à la mort par cachexie cancéreuse.

Nous retenons particulièrement, au point de vue du but de

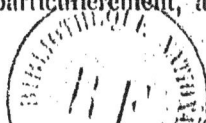

2**

notre étude des développements ci-dessus, le fait de la *grande fréquence des adhérences ganglionnaires avec le maxillaire inférieur.*

B. *Tumeurs de la langue et du plancher buccal.* — Elles s'accompagnent le plus souvent aussi d'envahissement des ganglions sous-maxillaires et des ganglions carotidiens.

Les considérations anatomiques du chapitre premier nous ont appris que les tumeurs de la langue donnant lieu à une infection sous-maxillaire, sont principalement celles des bords latéraux et de la partie marginale, de la face dorsale de cet organe. Cette infiltration par voie lymphatique se produit aussi bien dans la forme d'épithélioma superficiel que dans la forme d'épithélioma interstitiel, ou infiltré. Dans cette dernière forme cependant, la généralisation est plus rapide, la tumeur augmente progressivement de volume, en même temps qu'elle pousse des prolongements en tous sens. Les ganglions sous-maxillaires sont particulièrement envahis ; les tissus intermédiaires sous-buccaux et sous-maxillaires sont intéressés et, du fait de la situation anatomique du mal, des adhérences à la fois intra-buccales et extérieures se produisent avec le maxillaire inférieur, et justifient, de ce fait, quand l'état général le permet, la nécessité de la résection de cet os ; du moins faut-il toutefois que la tumeur n'ait pas encore profondément envahi le plancher buccal.

C. *Tumeurs de l'amygdale et de la paroi latérale du pharynx.* — En ce qui concerne cette classe, nous ne pouvons mieux faire que citer le texte de la communication faite à la société de chirurgie de Lyon (Séance du 29 juin 1905) par M. le professeur-agrégé Vallas : « Il est, dit-il, certaines tumeurs malignes de l'amygdale qui restent assez longtemps cantonnées dans cette glande et que l'on peut enlever sans toucher au squelette de cette région. Elles sont exceptionnelles et il m'a semblé, sans que j'en puisse fournir la démonstration histologique, que ces tumeurs répondaient au type clinique du lymphadénome. Mais dans l'immense majorité des cas, il s'agit d'épithélioma muqueux ordinaire qui ne tarde pas à envahir les piliers du voile et à *adhérer à la branche montante du maxillaire inférieur:* Alors le sacrifice de l'os s'impose. »

Les considérations cliniques qui précèdent nous dictent la conduite à tenir dans les différents degrés de l'évoluton des tumeurs des régions étudiées. Sans doute, le pronostic sera d'autant moins grave que l'intervention opératoire aura été plus précoce, et dans les cas d'épithélioma des lèvres, en particulier, les statistiques allemandes permettent de poser des conclusions assez optimistes. En effet, Worner, qui a étudié les carcinomes des lèvres, admis à la clinique de Tübingen depuis 1843 jusqu'à la fin 1884, donne les résultats suivants : sur les 277 opérés, 71 (25,63 %) ont succombé à d'autres affections, mais après être restés guéris, durant 8 ans en moyenne, 89 sont encore vivants et bien portants (soit 32,13 %). Worner a réuni 866 cas de cancer labial opéré, la porportion des guérisons durables est de 28,1 %. Meyer, dans une enquête faite sur la destinée ultérieure des cancéreux opérés par Rose, de 1867 à 1878, avait retrouvé parmi 64 survivants 5 malades radicalement guéris d'un épithélioma labial, dont l'un depuis 19 ans et l'autre depuis 12 ans. Maïweg a rassemblé 182 cas d'épithélioma labial opérés à la clinique de Bonn de 1866 à 1877 ; 57 ont récidivé ou sont morts, 44 sont guéris, mais n'ont pas encore dépassé la quatrième année de survie, 32 survivent depuis 3 à 6 ans, 49 cas ont franchi sans récidive la sixième année.

(Extrait du traité de Clinique chirurgicale de Forgue et Reclus.)

Mais au point de vue clinique, ainsi que le dit M. le professeur Forgue, il est incontestable qu'il y a des formes d'épi-

théliomas aigus, rapidement ulcéreux et destructifs, ou bien à
tendance « champignonnante accentuée qui s'accompagnent vite
d'un paquet lymphatique volumineux et que nous avons vu
produire de véritables abcès ganglionnaires fluctuants, bientôt
ouverts et transformés en epithéliomas ganglionnaires ulcérés et anfractueux : ces formes deviennent rapidement inopérables ; opérées, elles récidivent promptement. De même, lorsque le maxillaire inférieur se trouve pénétré par le néoplasme,
on comprend la gravité du pronostic thérapeutique.

» La clinique, qui nous apprend la gravité de ces tumeurs,
nous démontre encore combien les récidives sont fréquentes
même dans les cas où tumeurs et masses ganglionnaires ont
été extirpées avec le plus grand soin.

» Et il ne faut pas oublier que justement pour ces néoplasmes, déjà opérés, il semble que la malignité, la rapidité et la
puissance de récidive croissent à chaque attaque opératoire. »

Mais, ajoute Monsieur le professeur Forgue : « La récidive n'est pas une raison pour déserter la lutte opératoire. »
Epithéliomas et ganglions ont été enlevés une première fois ; si la récidive se produit, on est autorisé à faire une
seconde intervention, du moins tant que les groupes ganglionnaire carotidiens ne sont point envahis et tant « que l'infiltration néoplasique n'est point assez loin diffusée pour que
l'ablation radicale du néoplasme crée une perte de substance
impossible à combler. »

Si les adhérences entre les ganglions envahis et le maxillaire inférieur sont trop étroites pour permettre leur extirpation, il ne faut pas abandonner la lutte ; c'est le cas où se pose
l'indication absolue de « *l'ablation en masse du maxillaire inférieur et des ganglions qui lui adhérent* ». Le sacrifice de l'os
s'impose, soit en conservant tout ce que l'on peut du maxillaire, soit en faisant une hémi-résection totale de cet os.

Nous estimons, en effet, que dans certains cas, lorsque les

ganglions sous-maxillaires sont trop adhérents pour permettre leur extirpation, mais n'ont pas produit une altération trop profonde des tissus voisins, nous estimons que dans ces cas on peut faire de la conservation et ne pratiquer qu'une résection partielle de la mâchoire. Cependant, au cours de l'opération, il faudra bien s'assurer qu'on n'a conservé du maxillaire inférieur que des parties présentant des caractères de tissus osseux, sains et de bon aloi.

De même, au point de vue opératoire, il ne faut pas oublier que l'état général du malade et l'étendue du mal doivent, quand ils sont l'un très altéré et l'autre trop profonde, être une contre-indication à toute intervention. S'il n'est pas possible d'enlever tout le mal, il est absolument inutile d'en précipiter l'évolution fatale.

Mais, d'une façon générale et pour plus de sûreté (car les altérations histologiques osseuses sont fréquentes et constituent une graine de récidive), le procédé à employer de préférence dans la majorité des cas, est la résection totale du maxillaire inférieur.

Les développements qui précèdent, en nous démontrant la possibilité d'une intervention utile, radicale dans les cas où une intervention partielle est rendue impossible par l'adhérence des parties, nous font comprendre que le mode opératoire que nous détaillerons plus bas sera avec grand avantage appliqué chez des malades dont l'état général permet encore des espérances, car si le délabrement, la perte de substance occasionnés seront larges, du moins pourra-t-on éviter au patient les douleurs térébrantes, les difficultés de la mastication, de la phonation, de la déglutition, pourra-t-on aussi tarir ces abondantes sécrétions ichoreuses, tout autant de troubles rendant l'existence intolérable pour le malade, et très pénible pour son entourage.

CHAPITRE III

OBSERVATION PREMIÈRE

(Communiquée par M. Roger, interne des Hôpitaux.)

Grégoire V..., cultivateur (Vaucluse), 58 ans. Entre à la salle Delpech, n° 4, le 2 juillet 1906.

Rien à signaler dans ses antécédents personnels et héréditaires ; bonne santé habituelle.

Il y a 9 ans, en 1897, le malade a présenté au niveau de la lèvre inférieure, à la partie médiane, une ulcération se recouvrant de croûtes et légèrement saignante qui a été cautérisée une dizaine de fois (probablement avec un crayon au nitrate d'argent).

Cette ulcération avait les dimensions d'une pièce de 0 fr. 50, elle fut enlevée par une excision en coin, qui guérit en une huitaine de jours.

Il y a 5 à 6 ans, le malade présenta à la région dorsale, dans la gouttière comprise entre l'épine et l'omoplate gauche un petit bouton brunâtre, de la grosseur d'un pois chiche ; ce petit bouton s'étendit peu à peu en surface, se recouvrit peu à peu de croûtes noirâtres et prit, il y a trois ans, les dimensions d'une pièce de 5 francs.

A cette époque-là, les croûtes se détachèrent, et cela donna lieu à une hémorragie. L'excision de la portion ulcérée, puis

la suture ont été faites ; le malade présente à ce niveau une ci-
catrice franchement vasculaire, portant à sa partie supérieure
de toutes petites croûtelles.

Il y a deux ans (1904), le malade constata une petite glande
dans la région sous-maxillaire droite, de la grosseur d'une
noisette, mobile sous la peau et les plans sous-jacents. Ce ganglion a augmenté de volume, a envahi toute la région sous-
maxillaire, se prolongeant vers la région parotidienne et est
devenu adhérent au bord inférieur du maxillaire.

En décembre 1905, opération à l'hôpital d'Avignon, de son
adénite sous-maxillaire déjà adhérente à l'os. Il semble qu'on
s'est contenté d'enlever les ganglions plus ou moins mobiles,
sans qu'on ait touché au maxillaire. Peut-être s'est-on contenté
de le cureter.

A son entrée dans le service de M. le professeur Forgue, le
2 juillet 1906, le malade présente la trace d'une incision de 5
à 6 centimètres au niveau du bord inférieur du maxillaire,
partie droite. A l'endroit correspondant à l'angle droit du maxillaire, la peau est plissée, sèche, ratatinée. Une tuméfaction, ayant à peu près la grosseur d'un œuf de poule, occupe
à ce niveau le corps du maxillaire et particulièrement son bord
inférieur, s'étendant ainsi sur toute la branche horizontale
droite.

La palpation confirme la nature osseuse de cette tumeur,
ainsi que l'envahissement des divers plans qui séparent l'os
de la peau. La peau elle-même est infiltrée. Ces divers plans
ne peuvent pas être plissés sur l'os, ils lui sont très adhérents.
Le trismus qui existait très intense empêchait l'introduction du
doigt dans la bouche, et la constatation des modifications au
niveau de la face interne de l'os. Mouvements des mâchoires
à peu près impossibles. Le malade a de la difficulté à avaler
même les aliments semi-liquides ; dentition en parfait état.

Description du mode opératoire

Nous relaterons en détail le mode opératoire employé sous
nos yeux par M. le professeur Forgue, le 10 juillet 1906, dans
le cas qui fait l'objet de l'observation ci-jointe.

Opération. — Le malade est endormi au chloroforme, après
avoir pris un peu avant l'anesthésie 1 gramme de Véronal en
2 cachets, qui ont paru diminuer sensiblement les phénomè-
nes d'excitation de la période de début.

Premier temps. Incision. — Le pouce et l'index de la main
gauche, fixant bien les téguments le long du bord inférieur
de la mâchoire, on fait une incision verticale de la peau, par-
tant du milieu du bord adhérent de la lèvre inférieure, passant
par la symphyse mentonnière, puis devenant horizontale le
long du bord inférieur du maxillaire en-dessous de la tumeur.
L'incision déborde l'angle de l'os, se relève ensuite vers l'o-
reille, tandis que le bord supérieur de la tumeur est circons-
crit par une nouvelle incision rejoignant la première de l'angle du maxillaire à la symphyse mentonnière ; en sorte que toute la peau infiltrée et adhérente puisse être enlevée avec la masse
de la tumeur. Les deux lambeaux sont rabattus avec des pin-
ces à abaissement, suivant l'incision médiane et l'incision latérale droite.

Deuxième temps. — L'os est dépériosté sur la ligne médiane ; une pince à forcipressure est introduite en arrière et
en-dessous de la symphyse mentonnière jusqu'au plancher buccal et est retirée une fois qu'on a placé dans ses mors une scie
de Guigli.

Troisième temps. Section juxta-médiane de l'os. — La section de l'os est faite un peu en dehors de la ligne médiane,
côté droit, en dehors des muscles géniens pour respecier les
attaches antérieures de la langue. L'hémi-maxillaire droit est

agrippé sur sa surface de section par une pince qui le relève fortement, permettant ainsi de disséquer l'ensemble de la tumeur et de sectionner les attaches musculo-tendineuses qui viennent y prendre insertion, particulièrement au niveau de l'angle.

Quatrième temps. — On peut dès lors prendre à pleine main la branche maxillaire ; on lui fait subir une torsion, on sectionne les ligaments de l'articulation temporo-maxillaire qu'on a ainsi luxée, coupant aussi le ptérygoïdien externe à son insertion sur le col du condyle.

Il ne reste plus qu'à faire rigoureusement l'hémostase : la muqueuse buccale a été suturée dans la mesure du possible, ainsi que la ligne d'incision cutanée, laissant seulement sans sutures la portion correspondant à la peau de la tumeur enlevée. Par ce point, on a introduit da . la vaste cavité laissée par l'ablation du maxillaire, des compresses de gaze qu'on y comprime assez fortement pour obvier au léger suintement sanguin qui persiste après l'hémostase.

Pansement superficiel.

Pas d'incidents à signaler après l'opération.

Les soins ultérieurs ont consisté en changement des compresses de gaze 4 ou 5 jours après l'opération, puis, lavage de la cavité à l'eau oxygénée tous les deux jours par l'orifice cutané. Gargarismes répétés à la résorcine et à l'acide thymique. Le malade, actuellement encore dans le service de M. le professeur Forgue, est en très bonne santé, la cavité commence déjà à bourgeonner.

La pièce, en raison de sa curiosité au point de vue anatomo-pathologique, a été soigneusement conservée. Elle présente les caractères suivants :

Face externe. — Le maxillaire apparaît à nu au niveau de la partie supérieure de sa branche montante, et de l'extrémité antérieure de la branche horizontale, où l'on voit la surface de section de l'os. Solidement appliquée contre lui par de très fortes adhérences, on trouve une tumeur très dure, obliquement allongée sur les deux tiers de la branche horizontale, et occupant presque toute sa hauteur. Elle déborde le bord inférieur de l'os.

Face interne. — Tumeur ligneuse, orientée comme sur la face externe, mais de dimensions beaucoup plus grandes ; cette tumeur présente avec l'os des adhérences telles qu'elle lui est intimément soudée et qu'elle fait corps avec lui. Os, tumeur et glande sous-maxillaire, le tout a été enlevé en bloc.

Il est aisé de se rendre compte par l'examen de la pièce, que cette tumeur, si intimément adhérente, n'aurait pas pu être extirpée et que l'hémi-résection totale du maxillaire inférieur s'imposait pour éviter l'évolution néoplasique et sa généralisation possible aux régions voisines et dans les viscères.

CHAPITRE IV

PROTHÈSE POST-OPERATOIRE

S'il est une région où la chirurgie doive être « conservatrice », ou à défaut « réparatrice », c'est bien à la face, ainsi qu'à ses parties adjacentes et en particulier aux maxillaires, comme le dit si justement Martin, dans son ouvrage sur la Prothèse immédiate. Là, en effet, il existe des organes qui, au point de vue de l'esthétique et des fonctions qui leur sont dévolues, ne peuvent pas être supprimés ou altérés, sans qu'il en résulte de graves inconvénients. Ainsi, quand l'os maxillaire inférieur est réséqué dans une portion de son corps, les parties osseuses restantes sont refoulées en dedans sur les côtés de la langue ; les parties molles du menton se ratatinent, le menton devient petit, ridé, difforme ; la lèvre inférieure se cache derrière les dents supérieures qui restent à découvert ; la langue se meut difficilement ; la parole est pénible, peu compréhensible, la mastication nulle, la salive se perd, et la déglutition même est gênée.

Et bien plus grave encore est la retrocession de la langue, si redoutable dans ces cas de résection du maxillaire ; la section osseuse ayant intéressé, en effet, la portion médiane du maxillaire inférieur, les génioglosses se trouvent sectionnés, et

la langue entraînée en arrière, en raison de la position horizontale du malade d'une part, et d'autre part en raison des
tractions musculaires antagonistes, vient se tasser sur l'orifice
laryngien et peut produire des accidents lents et quelquefois
même brusques d'asphyxie. C'est pour éviter ces accidents
que, dans la technique opératoire, M. le professeur Forgue re-
commande la section un peu en dehors de la ligne médiane, de
façon à ne pas sectionner les génioglosses, et à conserver ainsi
les attaches de la langue.

La cicatrisation progressive n'atténue que très rarement dans
la suite les troubles fonctionnels ci-dessus étudiés ; dans le plus
grand nombre des cas, ils persistent et même s'aggravent.
Sans doute, la salivation devient moins abondante en raison de
la facilité plus grande des mouvements de déglutition, mais le
déplacement des fragments, ou du fragment restant, s'étant
accentué, il entraîne d'autres accidents ultérieurs. Les arcades
dentaires supérieures et inférieures ne sont plus en rapport
immédiat l'une avec l'autre ; les dents qui restent au maxillaire
inférieur viennent se rencontrer avec des dents très éloignées
de leurs antagonistes naturelles, ou même, dans quelques cas,
peuvent ulcérer la muqueuse palatine en s'enfonçant dans la
voûte ; de même, dans d'autres cas, on peut voir les dents de
la mâchoire supérieure produire des ulcérations en s'enfonçant
dans les parties molles inférieures. On comprend combien ce
défaut de concordance des arcades dentaires entraîne de gros-
ses difficultés dans la mastication ; bien souvent, l'alimentation
liquide est seule possible pour le malade ; bien rarement, les
aliments peu consistants peuvent être mastiqués.

La mastication n'est pas seule intéressée, car le déplacement
des fragments osseux, en entraînant le rétrécissement de la cavité buccale et en gênant de ce fait les mouvements de la langue, produit des troubles de phonation. Le même déplacement
de cet os entraîne une déformation plus ou moins considéra-

ble de la face, suivant l'étendue et suivant le siège de la résection opérée; et cette déformation est d'autant plus importante
qu'elle intéresse une région qui, au point de vue de l'esthétique, doit attirer particulièrement l'attention et les soins du
chirurgien. Aussi c'est dans la chirurgie de la face que les mé-
thodes conservatrices doivent être surtout appliquées; elle devient, en empruntant les ressources de la prothèse, non seulement *conservatrice*, mais *réparatrice*; par elle, avec ce qui reste
des tissus conservés, pourront à la fois être évités les accidents
si graves ci-dessus détaillés, pourront être rétablis et la *forme*
et les *fonctions*.

Les développements contenus dans les pages précédentes
nous ont démontré les graves inconvénients, au point de vue
esthétique et fonctionnel, de la résection du maxillaire inférieur
non suivie de prothèse. Mais cette prothèse, pour être réellement réparatrice, ne doit pas être *tardive*, ne doit pas être faite
après cicatrisation complète, car, dans ces cas, les déformations, les troubles fonctionnels seraient si profondément établis
qu'il ne serait possible d'y remédier que très imparfaitement
par l'application de la méthode prothétique.

Chez un malade abandonné sans prothèse à la cicatrisation
spontanée, se produisent des rétractions cicatricielles, et si l'on
veut lutter plus tard contre ce retrait cicatriciel par une prothèse secondaire, on ne peut espérer obtenir qu'une réparation in-
complète; l'induration des tissus a produit une réduction gra-
duelle de la loge opératoire, et la difformité est peu remédia-
ble; les difficultés de réparation seront rendues encore plus
pénibles par ce fait que les déformations osseuses secondaires
ont aggravé la situation.

Aujourd'hui, avec les ingénieux procédés de Martin, de
Lyon, la prothèse n'est plus mise en œuvre à un moment plus
ou moins éloigné de l'opération; elle constitue un véritable
temps opératoire, entre la résection osseuse et la suture de la

peau, terminale ; en un mot, la prothèse est immédiate, et ce procédé, ayant pour but de remplacer immédiatement les parties osseuses réséquées par un appareil reproduisant la forme des parties enlevées, « les deux segments du maxillaire se fixeront, les parties molles s'étaleront comme auparavant sur leurs supports naturels, et seront ainsi obtenues la persistance de la forme et la conservation de la fonction » (Martin).

Cette méthode de prothèse immédiate, si elle est utile dans la pratique civile, est précieuse dans la chirurgie de guerre.

Dans la pratique civile en effet, presque toutes les prothèses immédiates que l'on applique aux résections des maxillaires s'adressent à des malades opérés pour néoplasmes, la récidive est toujours à craindre, même dans un bref délai, et l'on comprend que l'on hésite à appliquer un appareil pour une faible survie, quoique les avantages immédiats qui en résultent soient nombreux.

Au contraire, dans la chirurgie de guerre, on sait combien sont fréquentes les pertes de substance des maxillaires inférieurs à la suite de plaies par balles, par éclats d'obus, etc. ; on sait combien les difformités qui en résultent rendent souvent les blessés absolument méconnaissables, et on comprend combien les chirurgiens de l'armée trouveront des avantages considérables à employer à l'égard des mutilés la méthode de prothèse immédiate qui rétablit la forme et conserve les fonctions dévolues au maxillaire inférieur.

Cependant, cette méthode n'a pas été sans soulever des objections. On a craint, en effet, que des pièces prothétiques constituant en somme un corps étranger volumineux et placées au milieu d'un foyer opératoire récent ne devinssent la cause de rétention septique ou d'irritation très intense.

Pour répondre à ces objections, il faut savoir que les tissus intéressés par la présence du corps étranger que constitue l'appareil prothétique sont : les tissus épithélial, cellulaire, musculaire et osseux. Or, les recherches de Weiss sur les corps étrangers nous apprennent que ces tissus sont, parmi tous les autres, les plus tolérants pour les corps étrangers ; ils ne réagissent pas contre eux et n'entraînent ni n'empêchent la cicatrisation.

D'autre part, il ne faut pas oublier que, dans la question de tolérance d'un corps étranger, interviennent à la fois sa forme, son volume, sa nature. Les même recherches de Weiss établissent l'innocuité relative des corps métalliques comparée à celle des substances organiques, démontrent que les corps lisses et arrondis sont mieux tolérés que ceux ayant une forme irrégulière, et prouvent que plus un corps est petit, plus la tolérance des tissus à son égard est facile. Or, le corps étranger, que constitue l'appareil prothétique de Martin, a une forme à peu près physiologique et ne présente ni forme irrégulière, ni crêtes aiguës ; d'autre part, il est composé de parties métalliques et de caoutchouc naturel vulcanisé, et cette dernière substance étant inattaquable et non poreuse peut être assimilée à un corps métallique.

Mais, dira-t-on, la prothèse introduit un corps étranger volumineux, et c'est d'ailleurs l'objection faite à Martin par Bœnnecken ; néanmoins, ce corps étranger, quoique volumineux, sera toléré, car, si le principe ci-dessus énoncé au point de vue du volume est vrai quand il s'agit d'un corps étranger introduit par effraction dans les tissus, il n'en est plus de même ici. Ce corps ne vient pas prendre une place déjà occupée par un autre tissu, comme dans le cas d'un projectile logé dans un organe ; cet appareil est de forme physiologique, il n'est pas surajouté, il vient remplacer, aussitôt après son ablation, une partie osseuse préexistante et physiologique.

En résumé, la prothèse immédiate dans les résections du maxillaire inférieur, même dans les cas d'adénites adhérentes à un maxillaire sain ou malade, est une méthode très ration-

nelle, elle complète le traitement opératoire et rend à la face
son support naturel.

Faut-il considérer les menaces de récidive comme entravant
l'opportunité de la prothèse immédiate ?

D'après les statistiques établies par Martin, l'apparition des
récidives survenues n'a pas été provoquée plus rapidement par
la pose de l'appareil. Si les différents tissus se trouvent en
effet, au début, effectivement en contact avec le corps étranger,
il n'en est plus de même par la suite, car les appareils de prothèse immédiate, une fois la cicatrisation achevée, ne sont pas
enfouis dans les tissus, mais logés dans une sorte de gouttière
cicatricielle, tapissée par du tissu épithélial, en sorte que celui-ci est le principal, sinon le seul, vraiment en contact avec
l'appareil.

M. Martin, depuis longtemps, a précisé les conditions de
succès de sa méthode ; il faut que le milieu soit aseptique et,
dit-il, c'est surtout par des lavages qu'on assure le succès. Il
faut combattre l'infection qui est l'obstacle à la réunion immédiate, et celle-ci est une condition de succès de la prothèse immédiate. Or, nous savons combien l'infection est particulièrement à craindre, étant donnée la disposition en forme de sac
de la plaie et la facilité avec laquelle les liquides y stagnent et
y fermentent rapidement. Ces conditions défavorables, dit M.
Martin, ne peuvent être combattues que par des lavages fré-
quents faits *sous pression* de façon à entraîner mécaniquement
les produits septiques de stagnation.

En résumé, l'étude de la prothèse de la face mérite d'attirer
l'attention de tous les chirurgiens, tous, depuis Ollier, Desgranges, Letievant en ont bien senti l'importance, et M. de
Saint-Germain, dans une leçon sur les malformations de la face,
n'a pas craint de déclarer que la prothèse restauratrice peut
être considérée comme une branche de l'esthétique : « A la con-
naissance des lois de la beauté, dit-il, elle joindrait la puissan-

ce d'un art supérieur aux beaux-arts eux-mêmes et qu'on pourrait appeler la plastique des êtres vivants. »

OBSERVATION II

(Résumée)

Bulletins et mémoires de la Société de Biologie (T. XIX, p. 620)

G... Pierre, charpentier, âgé de 36 ans, entre en juin 1893 dans le service du docteur Labbé, pour un épithélioma de la lèvre inférieure datant de 3 ou 4 ans. Le 27 juin, excision de la tumeur par le docteur Michaux.

Vers le 15 septembre, le malade aperçoit, au niveau de la branche horizontale droite du maxillaire inférieur, une petite masse dure, mobile sous la peau. Il s'agit d'une récidive épithéliale de la face externe et du bord inférieur du maxillaire. Le 2 novembre, extirpation par le docteur Michaux de la moitié droite du maxillaire inférieur avec désarticulation du condyle et extirpation simultanée d'une partie de la peau adhérant intimément avec la tumeur.

L'appareil prothétique est mis séance tenante par M. Maurice Roy, chef de clinique à l'Ecole dentaire de Paris ; il est formé d'un demi-maxillaire en caoutchouc durci, creusé de canaux, fixé par deux petites plaques à la face antérieure de la moitié gauche du maxillaire. En arrière, l'appareil est maintenu par une bande métallique plus large que les bandes antérieures, fixée sur le maxillaire artificiel, et venant s'appuyer dans l'étendue d'un centimètre sur la face postérieure du maxillaire inférieur gauche.

Un appareil prothétique destiné à être relié par un ressort au maxillaire artificiel est appliqué séance tenante au maxillaire supérieur.

Au réveil, le malade fait mouvoir facilement le maxillaire inférieur.

Douze jours après, il mange facilement des aliments semi-liquides et parle d'une façon convenable. Les dents supérieures et inférieures sont en concordance parfaite.

Il n'y a eu aucune de ces complications graves : infection, septicémie, si fréquentes après la résection ordinaire, et ces avantages sont manifestement dus à l'appareil d'irrigation contenu dans le maxillaire artificiel.

L'appareil est définitif, et l'on peut dire que les restaurations tardives, si difficiles et si laborieuses, n'auraient jamais donné un aussi beau résultat.

OBSERVATION III
De la prothèse immédiate appliquée à la résection des maxillaires
par Claude Martin

R... Maurice, âgé de 62 ans, cultivateur à Roussillon (Isère). Ce malade entre à l'Hôtel-Dieu, salle Saint-Joseph, n°9, dans le service de Letievant, pour une tumeur épithéliale de la mâchoire inférieure ; cette tumeur occupe tout le corps de l'os.

Le 26 octobre 1882, dix jours après l'entrée de ce malade à l'hôpital, Letievant pratique la résection de ce maxillaire.

Incision le long du bord inférieur de la mâchoire et ablation de tout le corps du maxillaire jusqu'en un point situé en arrière de la dent de sagesse du côté gauche, et en arrière de la deuxième molaire du côté droit.

Un appareil prothétique est immédiatement appliqué avant la suture des parties molles. Cette pièce artificielle est perforée d'orifices multiples communiquant les uns avec les autres et allant aboutir à un tube de caoutchouc par lequel il est facile de faire des injections antiseptiques pour laver la cavité buccale et surtout les surfaces cruentées.

Comme cette pièce était volumineuse, pour aider son abaissement à la partie antérieure, on fixe à une plaque palatine deux ressorts qui vont, d'autre part, se fixer à l'appareil prothétique au niveau des canines. Pour être enlevée plus facilement, la pièce inférieure est divisée en deux parties, au niveau de la symphyse mentonnière.

Un fil métallique, passé à la base de la langue et destiné à empêcher la rétrocession de celle-ci, avait été fixé à l'appareil.

Cette pièce fut bien supportée ; le malade ne perdait pas sa salive ; il pouvait facilement se nourrir avec des aliments liquides ; sa parole était correcte, lorsque, brusquement, survint, le treizième jour, une hémorragie cérébrale qui amena d'abord une hémiplégie et le lendemain la mort.

On voit, par cette observation, que, malgré des délabrements considérables, l'appareil, tout volumineux qu'il était, fut parfaitement maintenu en place, supporté facilement sans douleur, et enfin qu'il permit au malade de s'alimenter sans aucune difficulté. Cette alimentation s'effectuait d'autant mieux que, grâce aux lavages des parties profondes, les aliments n'étaient plus imprégnés d'un pus, toujours plus ou moins fétide.

OBSERVATION IV

Martin : De la prothèse immédiate appliquée à la résection des maxillaires

A... entre à l'hôpital au mois de novembre 1885 dans le service de M. le professeur Poncet, salle Saint-Louis. Cet homme présente une tumeur adhérente au maxillaire inférieur. Cette tumeur remonte à huit mois. Elle a déjà subi deux ablations, et deux fois elle a récidivé. L'extirpation complète présente les

plus grandes difficultés à cause des adhérences intimes à l'os ;
d'autre part, il faut une opération absolument radicale. M. le
professeur Poncet fit la ligature de deux carotides externes pour
éviter l'hémorragie et réséqua presque tout le fer à cheval. La
section porta en avant des deux dents de sagesse. Le malade
était dans un état de cachexie avancée.

Immédiatement après l'opération, M. Martin applique un
appareil construit suivant le type de ses pièces prothétiques.
Un drain fut placé sous le menton.

La réunion par première intention ne se fit pas partout, ce
qui n'a pas lieu de nous étonner, étant donné le mauvais état
du malade. Pendant les cinquante jours qui suivent l'opération, l'état général reste grave. Deux mois de séjour à la cam-
pagne améliorent singulièrement sa santé, qui était parfaite
quand, dix-huit mois après, il revint se montrer à M. le professeur Poncet. Il ne présentait aucune trace d'un épithéliome
dont l'examen histologique avait démontré la nature, et qui
avait récidivé deux fois.

Grâce à l'appareil prothétique, la face n'a pas été déformée
et la parole est assez correcte.

OBSERVATION V

La prothèse immédiate (Cl. Martin)

H... Olympe, née à Vezons (Vaucluse), ménagère.

Cette malade entre à l'Hôtel-Dieu, salle Sainte-Anne, n° 25,
dans le service de M. le professeur Desgranges, suppléé à ce
moment par M. Vincent. Elle présente une tumeur adhérente
au maxillaire inférieur (moitié droite de la branche horizontale)
et de la joue correspondante, depuis la dent canine jusqu'à la

branche montante. Elle s'étend en dedans sur le plancher de la bouche; en dehors, elle envahit le sillon gingivo-jugal et une faible partie de la lèvre, au-dessous de la commissure droite.

Opération le 7 mai. — Incision de l'angle de la mâchoire au menton, seconde incision verticale, abaissée de la commissure droite sur la première.

Section de l'os en avant de la tumeur avec la scie à chaîne.

Dégagement de l'os du côté du plancher à coups de ciseaux, puis, en arrière du néoplasme, l'os est coupé avec les cisailles de Liston.

M. Martin applique alors immédiatement, avant la suture des parties molles, un appareil prothétique. Cette pièce artificielle, comprenant tout le corps droit du maxillaire à partir de l'incision latérale droite jusqu'à l'angle de la mâchoire, était fixée par des lames et des vis.

27 mai. — La malade va bien, toutefois elle se plaint de douleurs névralgiques dans la région temporale. Le point de départ de ses douleurs semble être le contact de l'appareil avec la surface du segment postérieur de la mâchoire. A ce niveau, on trouve une tuméfaction notable des parties molles.

Comme elle continue à souffrir, le 1er juin on enlève l'appareil.

Pas d'abcès au niveau de ses points de contact avec l'os. Dès le lendemain, les douleurs diminuent sensiblement pour disparaître complètement les jours suivants. Vraisemblablement, la douleur causée par l'appareil était due à la blessure d'un filet nerveux du dentaire inférieur par une vis.

8 juin. — La malade quitte l'hôpital ; on lui propose de remettre l'appareil, ce qu'elle refuse complètement. On n'insiste pas à cause de son âge avancé et de son indifférence pour la régularité de ses traits.

Le 3 août de la même année, elle revient avec une récidive de la tumeur. Ce qui frappe en voyant cette malade, c'est la déformation considérable de son visage. Les extrémités des segments du maxillaire inférieur sont éloignés l'un de l'autre d'environ deux centimètres, c'est-à-dire qu'ils sont beaucoup rapprochés, d'où une déviation très marquée de la face. Le menton n'est plus sur la ligne médiane, mais notablement porté à droite. La mastication est devenue difficile, la parole n'est plus nette. Dans les quinze jours qui suivirent son entrée, l'affaiblissement de la malade augmenta progressivement ; on vit apparaître une teinte jaune paille. Toute opération étant jugée inutile, la malade fut renvoyée chez elle et ne tarda pas à succomber.

Cette observation, malgré le succès relatif, montre que, néanmoins, la malade a pu, pendant le mois où elle a porté son appareil, se nourrir plus facilement. Celui-ci a permis à la cicatrisation de s'effectuer en laissant les lèvres dans une bonne position, il a également combattu l'écoulement de la salive. En outre, on voit la confirmation de ce fait, à savoir : que les déformations se montrent dès que l'appareil prothétique ne maintient plus les fragments osseux en place.

CONCLUSIONS

I. — Les tumeurs malignes de la région cervico-faciale inférieure et plus particulièrement celles que nous avons envisagées
dans notre travail (tumeurs des lèvres, tumeurs de la langue et
du plancher buccal, tumeurs de l'amygdale et de la paroi latérale du pharynx) s'accompagnent, dans la très grande majorité
des cas, d'adénites sous-maxillaires, et, même dans les cas où
ces groupes ganglionnaires ont « des apparences honnêtes et
saines; ils peuvent être histologiquement malades ».

L'extirpation de ces ganglions s'impose en même temps que
la large ablation de la tumeur.

II. — La clinique démontre que, très souvent, récidivent
ces adénites sous-maxillaires, constituant alors de véritables
épithéliomas ganglionnaires, qui, rapidement ulcérés et anfractueux, deviendraient inopérables.

III. — Ces masses ganglionnaires récidivantes de la région
sous-maxillaire adhèrent, dans certains cas, très intimément
avec le maxillaire inférieur, faisant corps avec lui. De ce fait,
leur extirpation devient impossible.

IV. — Dans ces cas, le sacrifice de l'os s'impose. La résection du maxillaire inférieur est la seule méthode réellement radicale ; elle enlève à la fois les paquets ganglionnaires et un os,
qui, très facilement, a pu être pénétré par le néoplasme.

V. — La prothèse immédiate, suivant la méthode de Martin, de Lyon, devra compléter le traitement opératoire, sauf dans les cas où, après ablation des néoplasmes ganglionnaires malins, les tissus suspects n'auront pas pu être complètement enlevés.

BIBLIOGRAPHIE

MARTIN (Cl.). — De la prothèse immédiate appliquée à la résection des maxillaires.

FORGUE et RECLUS. — Thérapeutique chirurgicale.

DUPLAY et RECLUS. — Traité de chirurgie.

POIRIER et CHARPY. — Traité d'anatomie humaine.

Gazette hebdomadaire de médecine et de chirurgie, 4 juillet 1897.

Compte rendu du IV⁰ Congrès français de chirurgie, Paris, 1889.

LENORMANT (Ch.). — Chirurgie de la tête et du cou.

Ueber Unterkiefer. Prothese ven Bænneken. Verhandlungen der deutschen odontologischen Gesellschaft, Berlin, 1892.

Bulletins et Mémoires de la Société de chirurgie, t. XIX, p. 620.

WEISS. — De la tolérance des tissus pour les corps étrangers. Thèse d'agrégation, Paris, 1880.

MICHAELS. — Odontologie et Revue internationale d'odontologie, mai 1894.

Roy (Maurice). — Contribution à l'étude de la prothèse immédiate et de la prothèse tardive, dans les résections du maxillaire inférieur.

Maïweg. — Dissertation inaug. de Bonn, 1887.

Trélat. — Société de chirurgie, séance du 24 novembre 1880.

Reclus. — Clinique et critiques chirurgicales.

Verneuil. — Société de chirurgie, mars 1881.

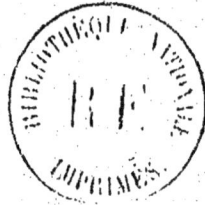

SERMENT

En présence des Maîtres de cette École, de mes chers condisciples, et devant l'effigie d'Hippocrate, je promets et je jure, au nom de l'Être suprême, d'être fidèle aux lois de l'honneur et de la probité dans l'exercice de la Médecine. Je donnerai mes soins gratuits à l'indigent, et n'exigerai jamais un salaire au-dessus de mon travail. Admis dans l'intérieur des maisons, mes yeux ne verront pas ce qui s'y passe ; ma langue taira les secrets qui me seront confiés, et mon état ne servira pas à corrompre les mœurs ni à favoriser le crime. Respectueux et reconnaissant envers mes Maîtres, je rendrai à leurs enfants l'instruction que j'ai reçue de leurs pères.

Que les hommes m'accordent leur estime si je suis fidèle à mes promesses ! Que je sois couvert d'opprobre et méprisé de mes confrères si j'y manque !

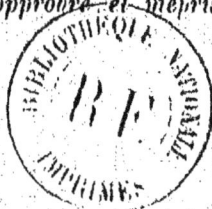

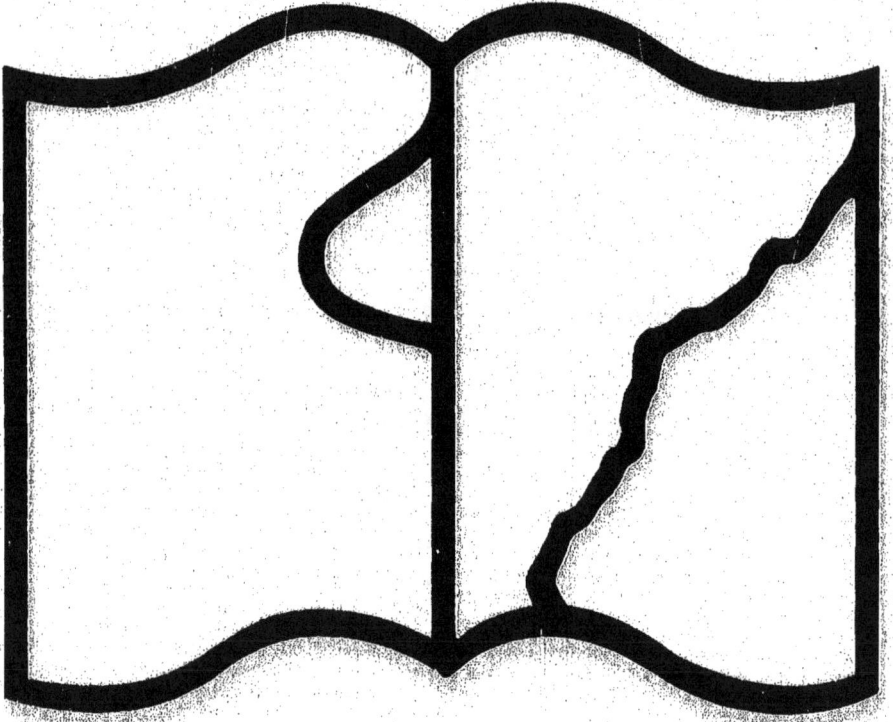

Texte détérioré — reliure défectueuse

NF Z 43-120-11